Imen Sellami
Anwar Abbes
Afef Feki

Carga de trabalho e tabagismo no local de trabalho

Carga de trabalho e tabagismo no local de trabalho

Imen Sellami
Anwar Abbes
Afef Feki

Carga de trabalho e tabagismo no local de trabalho

Um fator que incentiva o tabagismo

ScienciaScripts

Imprint

Any brand names and product names mentioned in this book are subject to trademark, brand or patent protection and are trademarks or registered trademarks of their respective holders. The use of brand names, product names, common names, trade names, product descriptions etc. even without a particular marking in this work is in no way to be construed to mean that such names may be regarded as unrestricted in respect of trademark and brand protection legislation and could thus be used by anyone.

Cover image: www.ingimage.com

This book is a translation from the original published under ISBN 978-620-6-71337-1.

Publisher:
Sciencia Scripts
is a trademark of
Dodo Books Indian Ocean Ltd. and OmniScriptum S.R.L publishing group

120 High Road, East Finchley, London, N2 9ED, United Kingdom
Str. Armeneasca 28/1, office 1, Chisinau MD-2012, Republic of Moldova, Europe
Printed at: see last page
ISBN: 978-620-7-66326-2

ÍNDICE DE CONTEÚDOS

INTRODUÇÃO

O consumo de tabaco continua a ser um dos principais problemas de saúde pública, representando um desafio persistente a nível mundial. Apesar das numerosas iniciativas de sensibilização, prevenção e cessação, o consumo de tabaco continua a ser um problema de saúde pública prevalecente que afecta milhões de pessoas em todo o mundo [1].

A persistência do tabagismo à escala mundial é motivo de preocupação devido às múltiplas consequências nocivas que tem para a saúde individual e colectiva. As doenças relacionadas com o tabaco, como as doenças cardiovasculares, o cancro, as doenças respiratórias e outros problemas de saúde, representam um encargo considerável para os sistemas nacionais de saúde. Os custos médicos associados ao tratamento destas doenças, bem como a perda de produtividade devido ao absentismo e à incapacidade para o trabalho, têm um impacto económico significativo a nível mundial [1].

É um dos principais factores de risco de morte a nível mundial, principalmente a doença isquémica do coração e o cancro [2,3].

A Tunísia não foi poupada a este flagelo [4]. A luta antitabaco é uma das prioridades dos programas de saúde pública, que se centram na informação da população em geral sobre os riscos do tabagismo [5].

No local de trabalho, o tabagismo pode prejudicar a saúde não só dos fumadores mas também das pessoas que os rodeiam. Além disso, certas condições de trabalho e factores de risco físico ou psicossocial parecem estar associados a um aumento do tabagismo, razão pela qual as empresas, através do médico do trabalho, estão a implementar estratégias para reduzir o tabagismo no local de trabalho. prevenção de comportamentos de risco para a saúde, o mais preocupante dos quais continua a ser a luta contra o tabagismo no local de trabalho [6].

Nesta abordagem, o médico do trabalho é um interveniente fundamental no desenvolvimento da estratégia de controlo do tabaco. Estão na melhor posição para avaliar a prevalência do tabagismo no local de trabalho e para compreender a relação entre a dependência da nicotina dos trabalhadores e a perceção da carga de trabalho e, consequentemente, para desenvolver intervenções adequadas e eficazes [7,8].

Neste contexto, propusemo-nos avaliar a prevalência do tabagismo numa empresa de eletricidade e gás da região de Sfax e estudar a relação entre a dependência da nicotina dos trabalhadores e a carga de trabalho percebida suscetível de orientar as medidas antitabágicas.

MÉTODOS

1. NATUREZA DO ESTUDO

Realizámos um estudo transversal descritivo e analítico de julho a dezembro de 2022.

2. POPULAÇÃO DO ESTUDO

O estudo incidiu sobre técnicos electricistas de uma empresa de eletricidade e gás que aceitaram participar no nosso inquérito.

Os formulários incompletos foram excluídos do inquérito.

3. MÉTODOS

3.1. Recolha de dados

O estudo só pode ser realizado com a autorização da direção do serviço médico da empresa, que está convencida dos objectivos do estudo e do seu impacto na atividade do pessoal. Colaborámos com os médicos do trabalho da empresa para distribuir o questionário de auto-preenchimento durante os controlos periódicos dos técnicos electricistas.

3.2. O questionário

Os dados foram recolhidos através de um questionário constituído por duas partes. A primeira parte foi preenchida pelos participantes. Esta parte avaliava os dados sociodemográficos e profissionais dos trabalhadores, bem como os seus hábitos tabágicos, e a segunda parte era preenchida pelo entrevistador relativamente à perceção da carga de trabalho.

4. AS VARIÁVEIS ESTUDADAS

• Comportamento de fumador :

O comportamento tabágico incluiu os hábitos tabágicos, a variedade e a quantidade de tabaco consumido e a dependência tabágica avaliada pela versão árabe do teste de Fagerström (0-2 pontos: sem dependência da nicotina, 3-4 pontos: fraca dependência da nicotina, 5-6 pontos: dependência moderada da nicotina, 7-8 pontos: elevada dependência da nicotina e 9-10 pontos: dependência muito elevada da nicotina) [9].

• Carga de trabalho percebida :

A carga de trabalho percebida foi avaliada utilizando o questionário Raw National Aeronautics and Space Administration Task Load Index (raw NASA-TLX). Esta escala é composta por seis critérios, nomeadamente a exigência física, a exigência de tempo, o esforço, a necessidade de estar atento ao desempenho e a frustração. Para cada uma das seis perguntas correspondentes a estes critérios, foi pedido aos participantes que respondessem com uma pontuação de 0, indicando um nível baixo, a 100, indicando um nível elevado desse critério. A carga de trabalho foi obtida através do cálculo da média das pontuações para cada um dos seis critérios [10,11]. A pontuação bruta global da TLX é uma média das pontuações de cada um dos seis critérios.

5. CONSIDERAÇÕES ÉTICAS

A livre participação do pessoal no nosso estudo foi um princípio que reflecte o nosso compromisso com a ética na investigação. A decisão de contribuir para o nosso inquérito foi inteiramente voluntária e nenhum participante foi sujeito a qualquer pressão. Esta abordagem visava garantir que os indivíduos assumissem um compromisso genuíno, o que contribui para a fiabilidade e validade dos dados recolhidos. Toda a informação recolhida foi tratada de forma anónima, excluindo qualquer possibilidade de identificação individual. Esta medida de confidencialidade foi implementada para preservar a integridade e a privacidade dos participantes, reforçando assim a confiança no processo de investigação. Além disso, gostaríamos de salientar que a nossa equipa de investigação declara oficialmente a ausência de qualquer conflito de interesses neste estudo. Esta transparência é essencial para estabelecer a credibilidade dos nossos resultados e demonstrar a objetividade da nossa abordagem científica. A nossa investigação não envolveu quaisquer ligações financeiras, profissionais ou pessoais susceptíveis de influenciar os resultados de forma tendenciosa.

6. ESTATÍSTICAS DE ANÁLISE

Os dados foram introduzidos numa folha de cálculo Excel 2010. A análise dos dados foi efectuada utilizando a versão $20^{\text{ème}}$ do SPSS (Statistical Package for the Social Sciences). Dividimos a nossa população em 2 grupos: um grupo de não fumadores, constituído por participantes que nunca fumaram e ex-fumadores, e um grupo constituído por fumadores actuais.

6.1. Estudo descritivo :

Calculámos frequências e percentagens para as variáveis qualitativas e utilizámos médias e desvios-padrão para descrever as variáveis quantitativas.

6.2. Estudo analítico

Para o estudo analítico bivariado, utilizámos o coeficiente de correlação de Pearson para estudar a relação entre o score de Fagerström e o score de cada critério do NASA-TLX raw. Para todos os testes estatísticos, o nível de significância de p foi fixado em 0,05.

RESULTADOS

Oitenta e dois trabalhadores do sexo masculino participaram no nosso

estudo.

1. DADOS SÓCIO-DEMOGRÁFICOS :

1.1. Repartição por estado civil :

Dos nossos participantes, 57 técnicos de eletricidade (69,5%) eram

casados (Figura 1).

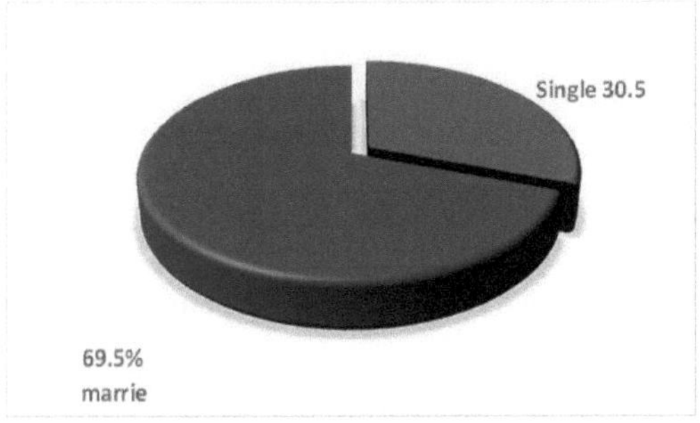

Figura 1: Repartição dos participantes por estado civil

1.2. Repartição por idade

A idade média foi de 38,4 ± 10,12 anos.

1.3. Repartição por nível de ensino

Dos nossos participantes, 84,2% tinham o ensino secundário (Figura 2).

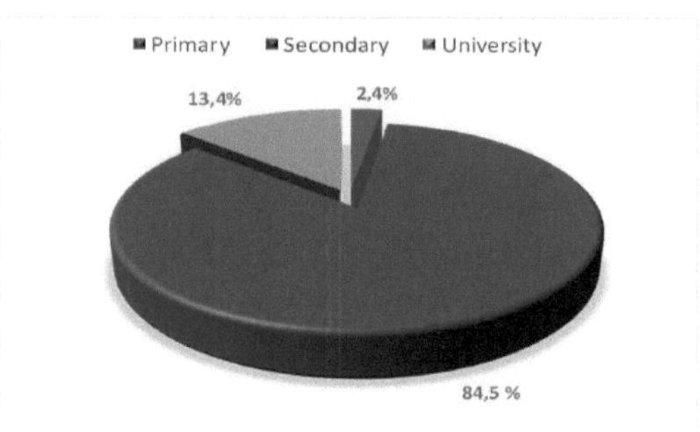

Figura 2: Repartição dos participantes por nível de ensino

1.4. Hábitos de vida

A prevalência do tabagismo entre os participantes foi de 45,1% (Figura 3).

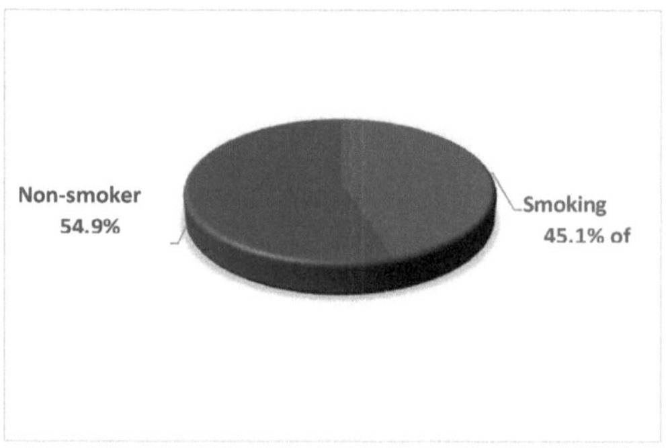

Figura 3: Repartição dos participantes por estatuto de fumador

O consumo em anos-maço foi de 13,28±10,72. Verificámos que 7 participantes consumiam chicha, ou seja, 8,5% da população estudada. O consumo médio de chicha foi de 3 ± 3 chichas por semana. Nenhum participante referiu ter consumido Neffa ou produtos ilícitos.

1.5. Atividade desportiva

O desporto foi praticado por 47,5% dos participantes, contra 52,5% que não praticaram desporto.

1.6. Índice de massa corporal

O índice de massa corporal médio foi de 27,1±5,6 kg/m^2 .

2. PROFISSIONAL DE DADOS

2.1. Repartição por categoria profissional

Dos nossos participantes, 22% eram técnicos superiores (Quadro I).

Tabela I: Distribuição dos participantes por categoria profissional

(n=82)

Categorias profissionais	Número	Percentagem (%)
Assistente técnico	13	15 ,9
Chefe de equipa	11	13,4
Contra o mestre	6	7,3
Chefe de departamento	3	3,7
Instalador de linha qualificado	23	28
Trabalhador qualificado	3	3,7
Levantador	1	1,2
Cortador	2	2,4
Técnico superior	2	2,4
Técnico superior	18	22
Total	82	100

2.2. Tempo de serviço

O tempo médio de serviço foi de 14,7±11,2 anos.

2.3. Repartição por carga de trabalho percebida no trabalho

Verificámos que a pontuação bruta global da TLX foi de 69,2±24,9 (Tabela II).

Quadro II: Carga de trabalho percebida (n=82)

Critérios brutos NASA-TLX	Média ± Desvio padrão
Exigências mentais	88,8±13,5
Requisitos físicos	63,6±24,7
Necessidade de tempo	59,1±28,4
Esforço	83,8±14
Desempenho	85,4±13,1
Frustração	34,5±28,1
Pontuação global para o TLX em bruto	69,2±24,9

3. DEPENDÊNCIA DA NICOTINA NOS PARTICIPANTES FUMADORES

3.1. Distribuição das respostas ao teste nos participantes fumadores

Entre os nossos participantes, 48,7% fumavam até 30 minutos depois de acordarem, enquanto 40,5% consumiam cigarros em intervalos mais curtos durante as primeiras horas da manhã (Quadro III).

Tabela III: Distribuição das respostas ao teste de Fagerström nos participantes fumadores (n=37)

Variáveis	Número	Percentagem (%)
Tempo para fumar depois de acordar		
Dentro de 5 minutos	3	8,2
6-30 minutos	15	40,5
31-60 minutos	5	13,5
Mais de 60 minutos	14	37,8
A dificuldade de fumar em locais onde é proibido		
Sim	9	24,4
Não	28	75,6
Os cigarros são difíceis de deixar de fumar		
Primeiro do dia	19	51,3
Para outro	18	48,7
Número de cigarros por dia		
10 ou menos	14	37,8
11 à 20	18	48,6
21 à 30	5	13,6
Fumar em intervalos mais curtos nas primeiras horas da manhã		
Sim	15	40,5
Não	22	59,5
Fumar quando se está muito doente		

ter	ficar	em	cam a	quase	qual quer	a		
dia								
Sim							13	35,1
Não							24	64,9

3.2. Dependência de nicotina nos participantes

A dependência da nicotina avaliada pelo teste de Fagerström foi moderada a elevada em 40,5% dos fumadores (Figura 4).

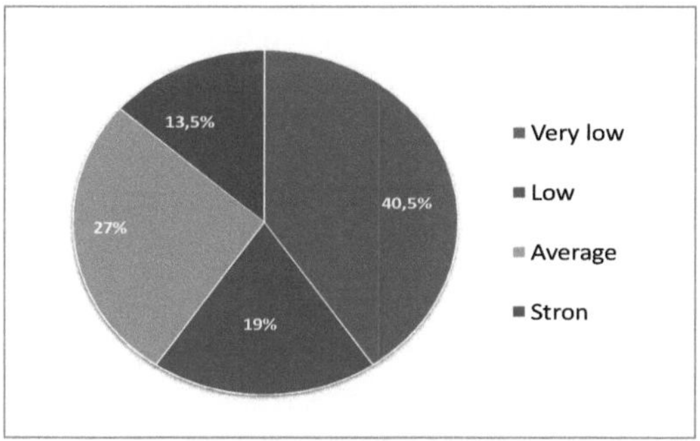

Figura 4: Distribuição dos participantes de acordo com a dependência da nicotina avaliada pelo teste de Fagerström em fumadores (N=37)

4. FACTORES ASSOCIADOS AO TABAGISMO

A análise bivariada mostrou que a dependência de nicotina estava inversamente correlacionada com as exigências físicas no trabalho. No entanto, verificou-se uma associação positiva significativa entre a dependência da nicotina e a frustração no trabalho (Quadro IV).

Quadro IV: Análise bivariada entre a dependência da nicotina através do teste de Fagerström e a perceção da carga de trabalho (n = 37)

Critères du raw NASA-TLX*	Exigence mentale	Exigence physique	Exigence temporelle	Effort	Performance	Frustration
Score de Fagerström	r* = -0,1	r = -0,5	r= 0,1	r=-0,2	r = -0,1	r = 0,3
	p = 0,3	p = 0,001	p = 0,5	p= 0,1	p = 0,2	p = 0,03

*NASA-TLX: índice bruto de carga de trabalho da Administração Nacional da Aeronáutica e do Espaço

*r = coeficiente de correlação de Pearson

DISCUSSÃO

O tabagismo é classificado como a principal causa de morte evitável no mundo. De acordo com a Organização Mundial de Saúde (OMS), todos os anos está implicado na morte de mais de 8 milhões de pessoas e provoca doenças evitáveis em dezenas de milhões de outras [12]. As doenças causadas pelo tabaco são numerosas e nenhum outro produto de consumo é tão perigoso [13,14]. Apesar de todos os efeitos nocivos do tabaco, o seu consumo está generalizado em todo o mundo. A OMS estima que a prevalência do tabagismo é de 22,3% da população mundial [15].

No local de trabalho, o tabagismo é cada vez mais frequente. Conhecer a extensão deste flagelo e a sua relação com o trabalho é essencial para planear as estratégias de prevenção concebidas pelo médico do trabalho. Assim, o nosso estudo tem por objetivo avaliar a prevalência do tabagismo e a relação entre a dependência da nicotina e a perceção da carga de trabalho entre os trabalhadores de uma empresa de eletricidade e gás da região de Sfax.

1. PONTOS FORTES E LIMITAÇÕES DO ESTUDO

A nossa investigação distingue-se pelo seu objetivo claro: examinar a relação entre a perceção da carga de trabalho e o tabagismo. No entanto, um desafio que reconhecemos é a pequena dimensão da nossa amostra, o que limita a generalização dos nossos resultados a uma população mais alargada. Para ultrapassar esta limitação, seria essencial um estudo em maior escala que envolvesse todos os trabalhadores das empresas de eletricidade e gás. Uma abordagem deste tipo forneceria resultados mais robustos e generalizáveis, oferecendo assim uma compreensão mais profunda da relação entre a perceção da carga de trabalho e o tabagismo nesta população específica. Além disso, é crucial salientar que o nosso estudo adopta um desenho transversal, o que significa que observamos as variáveis num único ponto no tempo. Esta metodologia permite-nos identificar associações entre a perceção da carga de trabalho e o tabagismo, mas não nos permite estabelecer relações causais. Por outras palavras, não podemos determinar se a perceção da carga de trabalho causa o tabagismo ou vice-versa. Para compreender melhor a dinâmica temporal desta relação, seriam necessários estudos longitudinais, que seguissem os participantes durante um período alargado para estabelecer relações causais. Por conseguinte, embora reconhecendo os méritos do nosso estudo, pedimos cautela na interpretação dos nossos resultados, salientando a necessidade de uma abordagem mais aprofundada e longitudinal para compreender melhor a relação entre a perceção da carga de trabalho e o tabagismo. Uma expansão da amostra e uma abordagem longitudinal poderiam contribuir significativamente para o avanço do conhecimento neste domínio, fornecendo informações mais matizadas e uma base mais sólida para orientar as intervenções de saúde pública e no local de trabalho.

2. PRINCIPAIS RESULTADOS

No nosso estudo, a prevalência do tabagismo foi de 45,1% numa população exclusivamente masculina. Este valor foi mais elevado do que a estimativa da OMS para a população em geral e próximo do valor para os homens na Tunísia [1,16]. A Tunísia está classificada entre os 10 países com maior prevalência de fumadores do sexo masculino [16,17]. A prevalência do tabagismo pode ser influenciada pelo nível socioeconómico do país. De facto, a prevalência do tabagismo está a diminuir nos países desenvolvidos e a aumentar acentuadamente nos países de baixo e médio rendimento, como o Magrebe [18].

O teste de Fagerström mostrou que 40,5% dos fumadores eram moderadamente a altamente dependentes da nicotina. Devem ser recomendados cuidados especializados a estes participantes para garantir que deixam de fumar. A dependência da nicotina no nosso estudo foi mais elevada do que a dos marítimos, em que era baixa a muito baixa em 89% dos casos e alta a muito alta em 10,98% dos casos [19]. Os nossos resultados foram consistentes com o estudo de Karakas S. et al. sobre trabalhadores de escolas primárias e secundárias [20]. As diferenças na dependência da nicotina entre categorias profissionais podem ser explicadas pelo facto de as restrições no local de trabalho poderem influenciar a dependência da nicotina dos trabalhadores. No nosso estudo, utilizámos o questionário NASA-TLX em bruto para avaliar a perceção da carga de trabalho. A pontuação bruta global do TLX foi de 69,2±24,9. Isto indica uma perceção de carga de trabalho mais elevada do que para o pessoal de cuidados. De facto, o estudo que avaliou a perceção da carga de trabalho da reanimação neonatal entre o pessoal de cuidados encontrou uma pontuação global bruta do TLX igual a 34 [21]. Este facto pode ser explicado pela diferença entre as tarefas realizadas por estas duas categorias profissionais. Com base nos dados da literatura, tentámos investigar a relação entre o tabagismo e o trabalho. O tabagismo foi associado a uma carga de trabalho elevada num estudo com trabalhadores de um porto marítimo, um ambiente profissional em que a carga de trabalho tem de ser reduzida para garantir a eficácia das medidas de controlo do tabaco [22].

No entanto, na análise bivariada do nosso estudo, a dependência da nicotina foi inversamente correlacionada com o esforço físico no trabalho. Da mesma forma, Nadell MJ et al. verificaram que apenas uma atividade física semanal média elevada no trabalho estava associada a taxas de tabagismo mais elevadas e que a atividade física no trabalho não estava associada ao número de cigarros fumados por dia [7]. Além disso, a análise bivariada mostrou uma associação positiva significativa entre a dependência da nicotina e a frustração no trabalho. Um resultado semelhante foi também relatado por Hassani S. et al e Radi et al, que concluíram que o stress e a elevada carga de trabalho mental no trabalho estavam associados à prevalência do tabagismo [23,24]. No entanto, num estudo indiano, não se verificou qualquer associação entre o stress relacionado com o trabalho e a dependência da nicotina entre os agentes da autoridade [25].

A variação do humor que acompanha a atividade física no trabalho também foi sugerida como uma possível explicação para a ligação entre a atividade física no trabalho e o tabagismo [26,27]. De facto, níveis elevados de atividade física no trabalho poderiam estar associados à depressão, explicando o consumo de tabaco quando a atividade física no trabalho é intensa [28]. A atividade física moderada no trabalho, por outro lado, foi associada a uma melhoria do humor e, por conseguinte, à ausência de tabagismo [29,30].

3. RECOMENDAÇÕES

No nosso estudo, o tabagismo foi um problema prevalecente. As medidas de controlo do tabaco justificam-se plenamente, pois não só previnem uma série de doenças, como também incentivam os trabalhadores a terem um local de trabalho sem fumo. Incorporar a sensibilização num programa de cessação tabágica é uma abordagem proactiva e colaborativa entre o médico do trabalho e o médico de família. Estes profissionais de saúde desempenham um papel crucial no encorajamento dos doentes a deixarem de fumar e na prestação de apoio essencial ao longo de todo o processo. Durante as consultas médicas, os médicos podem incorporar conselhos mínimos sobre a cessação tabágica, oferecendo informação sucinta mas poderosa sobre os benefícios de deixar de fumar e os recursos disponíveis para ajudar os indivíduos neste processo. Um componente crucial deste aconselhamento mínimo é o incentivo à integração da terapia de substituição da nicotina. A combinação de conselhos mínimos com opções de terapia de substituição da nicotina, como adesivos, pastilhas ou inaladores, oferece uma abordagem multidimensional. para deixar de fumar. O envolvimento dos médicos do trabalho e dos médicos de clínica geral nestas iniciativas de sensibilização reforça a coordenação dos cuidados e promove uma abordagem holística da cessação tabágica. Ao trabalharem em conjunto, podem oferecer um apoio contínuo, ajustar as estratégias de acordo com as necessidades individuais e encorajar os doentes a perseverarem na sua viagem rumo a uma vida sem fumo. Esta colaboração entre profissionais de saúde representa um passo crucial na luta contra o tabagismo e na promoção de um estilo de vida mais saudável para os trabalhadores [31].

A nível nacional, foram lançadas uma série de iniciativas para combater o tabagismo, o que evidencia o compromisso com a saúde pública. A adesão à Convenção-Quadro para a Luta Antitabaco da Organização Mundial de Saúde (OMS) é um passo importante neste processo. Esta convenção internacional tem por objetivo coordenar os esforços mundiais para reduzir a prevalência do tabagismo e proteger as gerações futuras dos efeitos nocivos do tabaco. A adesão a esta convenção reflecte o empenho do país em adotar políticas de saúde pública em conformidade com as normas internacionais de controlo do tabaco. Ao mesmo tempo, foram desenvolvidas estratégias nacionais de prevenção do tabagismo para abordar especificamente os desafios associados ao consumo de tabaco a nível nacional. Estas estratégias incluem frequentemente campanhas de sensibilização, programas educativos, iniciativas de reforço das capacidades dos profissionais de saúde e medidas regulamentares para reduzir o acesso e a disponibilidade de produtos do tabaco. O arsenal jurídico relativo à proibição de fumar em locais públicos é uma componente essencial desta luta nacional contra o tabagismo. Estas leis visam proteger a saúde dos cidadãos através da criação de ambientes sem fumo em locais como restaurantes, bares, locais de trabalho e outros espaços públicos. Estes regulamentos ajudam a reduzir a exposição ao tabagismo passivo, promovem a cessação tabágica e criam uma cultura social que desencoraja o consumo de tabaco. Ao combinar estas diferentes acções, o país está a demonstrar uma abordagem abrangente e integrada para prevenir e controlar o tabagismo, promovendo assim a saúde pública e a qualidade de vida dos seus cidadãos. Esta coordenação entre a adesão às normas internacionais, o desenvolvimento de estratégias nacionais e a aplicação da legislação anti-tabaco ilustra um empenhamento sustentado na luta contra este importante problema de saúde pública. [32]. Estas acções devem ser aplicadas com maior rigor e consciência da sua eficácia.

CONCLUSÃO

O tabagismo é classificado como a principal causa de morte evitável no mundo. De acordo com a OMS, está implicado na morte de mais de 8 milhões de pessoas todos os anos e provoca doenças evitáveis em dezenas de milhões de outras. O tabagismo continua a emergir no local de trabalho. Conhecer a dimensão deste flagelo e a sua relação com o trabalho é fundamental para planear as estratégias de prevenção concebidas pelo médico do trabalho. Para o efeito, realizámos este estudo junto dos trabalhadores da companhia de eletricidade e gás da região de Sfax, com o objetivo de avaliar a prevalência do tabagismo e a relação entre a dependência da nicotina e a perceção da carga de trabalho. Realizámos um estudo transversal descritivo e analítico durante a inspeção periódica dos técnicos electricistas. O estudo incidiu sobre os técnicos electricistas que aceitaram participar no nosso inquérito. Os formulários incompletos foram excluídos do inquérito. Oitenta e dois trabalhadores do sexo masculino participaram no nosso estudo. A média de idades foi de 38,4 ± 10,12 anos. Os trabalhadores casados representavam 69,5% da população. A prevalência do tabagismo foi de 45,1%. O número médio de anos-maço (AP) foi de 13,28±10,72 AP. Sete dos fumadores referiram utilizar chicha e nenhum utilizava neffa. O consumo médio de chicha foi de 3 ± 3 chichas por semana. A dependência da nicotina avaliada pelo teste de Fagerström foi moderada a forte em 40,5% dos fumadores. A pontuação bruta global do TLX foi de 69,2±24,9. A análise bivariada mostrou que a dependência da nicotina estava inversamente correlacionada com as exigências físicas no trabalho. No entanto, verificou-se uma associação positiva significativa entre a dependência da nicotina e a frustração no trabalho. O tabagismo entre os trabalhadores das empresas de eletricidade e gás é um fenómeno prevalecente. A associação do tabagismo com certos aspectos da perceção da carga de trabalho justifica o reforço de medidas preventivas susceptíveis de reduzir os constrangimentos no trabalho, em conjugação com acções antitabágicas dirigidas aos trabalhadores fumadores, proporcionando-lhes uma assistência global.

REFERÊNCIAS

1. Alison Commar (OMS Jenewa), Vinayak Prasad (OMS Jenewa) ET d'Espaignet (Universitas N, Austrália). Relatório global da OMS sobre tendências na prevalência do consumo de tabaco Quarta edição. 2000;26.

2. Kondo T, Nakano Y, Adachi S, Murohara T. Efeitos do tabagismo nas doenças cardiovasculares. Circ J. 2019;83(10):1980-5.

3. Schabath MB, Cote ML. Cancer Progress and Priorities (Progresso do cancro e prioridades): Lung Cancer. Cancer Epidemiol Biomarkers Prev. 2019 Oct 1;28(10):1563-79.

4. Fakhfakh R, Ben Romdhane H, Hsairi M, Achour N, Nacef T. Trends in tobacco consumption in Tunisia (Tendências do consumo de tabaco na Tunísia). East Mediterr Heal J. 2000;6(4):678-86.

5. W. Ben Amar, A. Chakroun, M. Zribi, Z. Khemekhem, F. Ben Jemaa SM. Quadro legislativo para o controlo do tabaco na Tunísia: entre inadequações e falta de aplicação. JIM Sfax. 2017;17:21-6.

6. Lin H, Li M, Chen M, Liu Y, Lin Y, Liu Z, et al. The association of workplace smoke-free policies on individual smoking and quitting-related behaviours. BMC Saúde Pública. 2021;21(1):1-7.

7. Nadell MJ, Mermelstein RJ, Hedeker D, Marquez DX. Investigação original A atividade física no trabalho e fora do trabalho prevê o nível

de tabagismo em tempo real e os impulsos em jovens adultos. 2015;803-9.

8. Pinsker EA, Hennrikus DJ, Hannan PJ, Lando HA, Brosseau LM. Smoking patterns, quit behaviors, and smoking environment of workers in small manufacturing companies. Am J Ind Med. 2015 Sep 1;58(9):996-1007.

9. Kassim S, Salam M, Croucher R. Validity and reliability of the fagerstrom test for cigarette dependence in a sample of Arabic speaking UK-resident Yemeni khat chewers. Asian Pacific J Cancer Prev. 2012;13(4):1285-8.

10. Ganier F, Hoareau C, Devillers F. Évaluation Des Performances Et De La Charge De Travail Induits Par L'Apprentissage De Procédures De Maintenance Environnement Virtuel. Trav Hum. 2013;76(4):335-63.

11. Said S, Gozdzik M, Roche TR, Braun J, Rössler J, Kaserer A, et al. Validação do questionário NASA-TLX (raw national aeronautics and space administration task load index) para avaliar a perceção da carga de trabalho em tarefas de monitorização de doentes: Estudo de análise agrupada utilizando modelos mistos. J Med Internet Res. 2020;22(9).

12. Relatório da OMS sobre a epidemia mundial do tabaco, 2021: produtos novos e emergentes: resumo executivo.

13. Tabaco: mortal em todas as suas formas. Disponível em: https://apps.who.int/iris/handle/10665/43466

14. Guia para a aplicação de medidas anti-tabaco. Disponível em: https://apps.who.int/iris/handle/10665/43724?locale-attribute=es&show=full

15. Tabaco. Disponível em: https://www.who.int/fr/news-room/fact-sheets/detail/tobacco

16. Edição S. " Exame de saúde tunisino. 2019;

17. Promoção da Saúde. Disponível em: https://www.who.int/teams/health-promotion/tobacco-control/who-report-on- the-global-tobacco-epidemic-2019

18. Consumo de cigarros - Estados Unidos, 2006-2008 e 2009-2010. Disponível em: https://www.cdc.gov/mmwr/preview/mmwrhtml/su6203a14.htm

19. Grappasonni I, Scuri S, Petrelli F, Nguyen CTT, Sibilio F, Canio M Di, et al. Survey on smoking habits among seafarers. Ata Biomed. 2019;90(4):497-505.

20. Karakas S, Paklarcié M, Kukié E. A Incidência de Hábitos

Fumadores e o Grau de Dependência de Nicotina em Trabalhadores da Educação. Ata Med Acad. 2019 Aug 1;48(2):193-204.

21. Zehnder EC, Law BHY, Schmölzer GM. Avaliação da carga de trabalho do profissional de saúde em ressuscitação neonatal. Front Pediatr. 2020 Dez 22; 8: 840.

22. Cezar-Vaz MR, Bonow CA, de Almeida MCV, Sant'Anna CF, Cardoso LS. Carga de trabalho e fatores associados: um estudo em porto marítimo no Brasil. Rev Lat Am Enfermagem. 2016 ;24.

23. Hassani S, Yazdanparast T, Seyedmehdi SM, Ghaffari M, Attarchi M, Bahadori B. Relationship of occupational and non-occupational stress with smoking in automotive industry workers. Tanaffos. 2014;13(2):35-42.

24. Radi S, Ostry A, LaMontagne AD. Job stress and other working conditions: Relationships with smoking behaviors in a representative sample of working Australians (Relações com comportamentos tabágicos numa amostra representativa de trabalhadores australianos). Am J Ind Med. 2007;50(8):584-96.

25. Priyanka R, Rao A, Rajesh G, Shenoy R, Mithun Pai BH. Work-associated stress and nicotine dependence among law enforcement personnel in Mangalore, India (Stress associado ao trabalho e

dependência da nicotina entre os agentes da autoridade em Mangalore, Índia). Asian Pacific J Cancer Prev. 2016;17(2):829-33.

26. Roberts V, Maddison R, Simpson C, Bullen C, Prapavessis H. The acute effects of exercise on cigarette cravings, withdrawal symptoms, affect, and smoking behaviour: Systematic review update and meta-analysis. Psychopharmacology (Berl). 2012;222(1):1-15.

27. Kaczynski AT, Manske SR, Mannell RC, Grewal K. Smoking and physical activity: a systematic review. Am J Health Behav. 2008 ;32(1):93-110.

28. McKercher CM, Schmidt MD, Sanderson KA, Patton GC, Dwyer T, Venn AJ. Physical Activity and Depression in Young Adults (Atividade Física e Depressão em Jovens Adultos). Am J Prev Med. 2009;36(2):161-4.

29. Poole L, Steptoe A, Wawrzyniak AJ, Bostock S, Mitchell ES, Hamer M. Associations of objectively measured physical activity with daily mood ratings and psychophysiological stress responses in women. Psychophysiology. 2011;48(8):1165-72.

30. Wichers M, Peeters F, Rutten BPF, Jacobs N, Derom C, Thiery E, et al. A time-lagged momentary assessment study on daily life physical activity and affect. Heal Psychol. 2012;31(2):135-44.

31. Rigotti NA, Munafo MR, Stead LF. Intervenções de cessação tabágica para fumadores hospitalizados: uma revisão sistemática. Arch Intern Med. 2008 Oct 10;168(18):1950.

32. Minist T. Estratégia Nacional Multissectorial para a Prevenção e Controlo das Doenças Não Transmissíveis (DNT). 2018;2018-25.

RESUMO

Introdução: No local de trabalho, um ambiente sem fumo é vital para garantir a saúde dos trabalhadores e das pessoas que os rodeiam. Compreender a relação entre o tabagismo e o trabalho é uma condição prévia para a adoção de medidas de controlo do tabaco.

Objetivo: Avaliar a prevalência do tabagismo numa empresa de eletricidade e gás na região de Sfax (Tunísia) e estudar a relação entre a dependência da nicotina dos trabalhadores e a perceção da carga de trabalho.

Métodos: Realizámos um inquérito transversal descritivo e analítico que avaliou o comportamento tabágico do pessoal técnico de uma empresa de eletricidade e gás. O estudo foi realizado entre julho e dezembro de 2022, utilizando um questionário em duas partes. A primeira parte foi preenchida pelo participante e a segunda pelo investigador. A dependência da nicotina foi avaliada pelo teste de Fagerström e a carga de trabalho percebida pelo questionário NASA-TLX bruto.

Resultados: A nossa população era constituída por 82 técnicos do sexo masculino. O tabagismo ativo foi referido por 45,1% dos participantes. A dependência da nicotina avaliada pelo teste de Fagerström foi moderada a elevada em 40,5% dos fumadores. De acordo com o NASA-TLX em bruto, os valores médios das exigências mentais e físicas foram de 88,8±13,5 e 63,6±24,7, respetivamente. A análise bivariada mostrou que a dependência da nicotina estava inversamente correlacionada com as exigências físicas no trabalho e positivamente correlacionada com a frustração no trabalho.

Conclusão: O tabagismo é frequente entre o pessoal técnico da empresa de eletricidade e gás. A associação entre o tabagismo e a perceção da carga de trabalho leva-nos a tomar medidas preventivas em matéria de condições de trabalho.

Palavras-chave: Tabagismo/ Ambiente profissional / Dependência da nicotina / Carga de trabalho percebida.

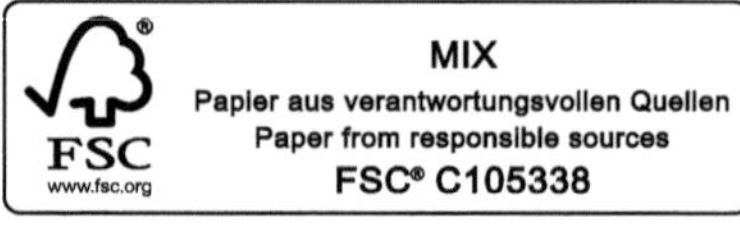

Printed by Books on Demand GmbH, Norderstedt / Germany